AF317099

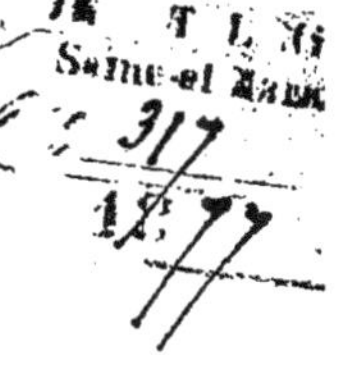


# DE L'EXTENSIO

# DE LA PARTIE COMMERCIALE

# DE LA PHARMACIE

PAR

## CHARLES JACQUOT

Pharmacien

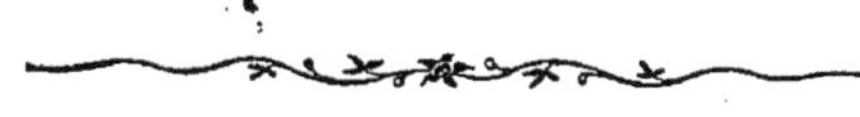

## COULOMMIERS

TYPOGRAPHIE ALBERT PONSOT ET P. BRODARD

—

1877

Pourquoi les pharmaciens ne demandent-ils
pas au commerce largement entendu et exercé
la juste rémunération qu'un commerce restreint
et timide leur refuse?

SOUBEIRAN.

La pharmacie, en France, a jeté depuis longtemps un cri de détresse, qui, loin de s'amoindrir, semble s'accentuer de plus en plus, et il n'est guère de pharmaciens qui, tout intérêt personnel mis de côté, n'envisagent avec un sentiment de tristesse la position faite aujourd'hui à notre profession, et ne présagent plus mal encore de l'avenir.

Nous ne venons pas ici, nous faisant stérilement l'écho des doléances professionnelles, exposer l'état alarmant de la pharmacie, pour demander ensuite à une législation mieux inspirée que celle qui nous régit le soin d'y remédier. Ce serait là une œuvre tentée depuis longtemps par un grand nombre de bons esprits, mais dont le temps et l'expérience ont suffisamment démontré l'inutilité. Le but que nous nous proposons, c'est de rechercher si, par des voies inexplorées, on ne pourrait pas rendre à la pharmacie les conditions d'activité qui l'abandonnent, lui infiltrer en quelque sorte une vie nouvelle, et, en somme, au prix de ses labeurs, la faire arriver à une modeste aisance qui lui échappe de plus en plus.

Le rôle que nous prenons ici paraîtra peut-être bien témé-

raire à quelques-uns, surtout si l'on considère que les discussions entamées jusqu'à ce jour n'ont jamais rien produit.
Mais c'est par cela même que nous osons nous avancer
aujourd'hui. Lorsqu'un vaisseau s'en va depuis longtemps
à la dérive, et, qu'aux premiers rangs pilotes et matelots
semblent désespérer de lui, il est peut-être alors permis au
simple passager d'élever la voix. Nous sommes ce passager
et rien de plus, et si nos efforts, comme tant d'autres, sont
impuissants, et si la critique est contre nous, il nous restera
encore cette consolante pensée, celle de n'avoir agi uniquement
que dans un but d'intérêt professionnel, ce qui excuse bien
des témérités, et explique suffisamment certaines illusions.

Mais avant d'aller plus loin, et d'aborder les idées de
réformes qui font le sujet de cette brochure, il est un point
capital sur lequel il nous paraît difficile de ne pas nous
arrêter tout d'abord : les plaintes qui s'élèvent dans le corps
pharmaceutique depuis de longues années sont-elles bien
fondées, et le besoin d'une réorganisation légale que nous
demandons à tous les gouvernements est-il bien réel? C'est
un des côtés faibles de la nature humaine de se plaindre, et
d'aspirer sans cesse à une position meilleure, à un idéal
souvent irréalisable. Il en est des professions comme des
individus. Chacun rêve pour la sienne une ère inconnue de
fortune et de considération, et l'on construit volontiers pour
elle des châteaux en Espagne, sans vouloir regarder à côté
de soi d'autres professions non moins dignes d'intérêt, et
qui souvent ne sont pas mieux partagées. Puis, n'y a-t-il pas
les alarmistes et les déshérités, les premiers assombrissant
les faits par tempérament, les autres, supposant à tort à chacun la position précaire qu'ils subissent eux-mêmes ?

A ces généralités qui ne prouvent rien, mais qu'on pourrait pourtant objecter, nous répondrons par l'exposé et la
logique des faits.

On a dit souvent avec raison qu'il faut être de son époque,

et, faute d'observer cette règle applicable en bien des cas, on s'expose à de lourds mécomptes. La pharmacie est-elle de son époque? Au point de vue scientifique, c'est-à-dire de ce qui constitue son individualité et sa position morale dans la société, oui ; au point de vue commercial, c'est-à-dire de ses intérêts positifs de chaque jour, non assurément. Depuis quarante ans, les conditions de la vie matérielle en France sont bien changées, et, si Spartiate que l'on puisse être, il est des exigences qu'il faut bien subir. Pour lutter là contre, qu'ont fait le commerce et l'industrie ? Le commerce, aidé en cela par le développement de la fortune publique, a étendu largement le cercle de ses opérations ; l'industrie, centuplant ses forces, s'est transformée ; et, non contents de cette nouvelle activité, le commerçant et l'industriel ont répondu à la cherté de la vie par l'augmentation de leurs prix, et, de toutes parts, chacun s'est résolûment engagé dans cette voie. La pharmacie seule a suivi ses anciens errements et n'a guère fait que changer d'enseigne. Elle a maintenu et même abaissé ses tarifs, et aux besoins, et aux difficultés incessantes d'une époque nouvelle, elle n'offre plus que des ressources insuffisantes et surannées. Nous vivons aujourd'hui sur la réputation de nos devanciers, sur un dicton populaire et des railleries vieilles de deux siècles.

Non-seulement le domaine de la pharmacie ne s'est pas agrandi, mais encore on a pu la voir se resserrer péniblement dans des limites de plus en plus étroites. Elle n'est pas restée étrangère sans doute aux découvertes et au progrès, mais d'autres professions, plus ardentes au gain et dégagées de toutes les entraves qui nous gênent, se sont emparées du fruit de ses travaux. A la polypharmacie d'autrefois, avantageuse pour le pharmacien, a succédé une médication restreignant de plus en plus ses formules, et les médicaments spéciaux se multipliant, s'imposant à tous, ont fait le reste.

On a coutume de dire d'une nation qui ne produit rien ou

peu que c'est une nation pauvre. On pourrait peut-être faire la même application à certaines professions. Que dire alors de la pharmacie, et que produit-elle aujourd'hui ? Pour qui suit son mouvement depuis trente années seulement, n'est-il pas clair que le cercle de sa production se resserre de plus en plus ? Encore un peu, et le pharmacien ne sera plus que le distributeur de la spécialité, et, pour le reste, l'élève à distance de quelques maisons de Paris. Nous le demandons, quels sont les produits dont la fabrication échappe aujourd'hui à ces maisons, quels sont ceux qui ne sont pas absorbés par cette sorte de puissance nouvelle de plus en plus envahissante, la *Spécialité?*

La spécialité elle-même, considérée d'une manière générale, et en faisant la part la plus large aux exceptions, c'est-à-dire en tenant compte des découvertes utiles et sérieuses, est une manifestation sensible de l'état de souffrance de notre profession. Le terrain manquant sous nos pieds, nous cherchons autre part un point d'appui, et nous demandons aux remèdes spéciaux ce que la pharmacie pure et classique nous refuse.

Enfin, il faut bien le reconnaître, nous traversons une époque critique. Depuis un certain nombre d'années, et surtout dans les grandes villes, une sorte de panique s'est emparée de nombreux esprits. On semble ne plus croire au lendemain, on jette un cri de sauve-qui-peut, et l'on est entraîné à multiplier les officines, alors qu'il faudrait prudemment en diminuer le nombre, à abaisser les tarifs, alors qu'il faudrait au contraire les relever. En cela, quelques-uns peut-être sacrifient au veau d'or ; le plus grand nombre cède à l'exemple, à l'entraînement, et surtout aux incertitudes décourageantes du lendemain. D'autres, avec l'effervescence du jeune âge, se paient consciencieusement de parodoxes, et ils raisonnent ainsi : la loi ne s'occupe pas de nos tarifs, donc nous pouvons les modifier et les abaisser à notre guise ; le médicament est un produit de première nécessité, donc il faut le livrer aux prix les plus réduits. Raisonnement spécieux qui en impose quelque temps à ses auteurs, mais dont on reconnaît bientôt la fausseté, et alors, si on a été de bonne foi, et si l'on a quelque respect de la vérité, on avoue son erreur et l'on revient à d'autres idées.

Quelle différence n'y a-t-il pas de cet exposé sincère de l'état actuel de la pharmacie aux idées que doit encore donner de nous au public l'exhibition posthume des personnages légendaires que Molière nous a laissés ! Et pourtant, si ce même public prenait la peine de regarder de plus près, il lui serait facile de s'apercevoir que pour les professions comme pour les particuliers, il y a, suivant les époques, des revirements de fortnne bien singuliers.

En même temps que Molière détaillait ironiquement les *parties civiles* mais exubérantes du pharmacien de son époque, l'auteur des *Caractères* de son côté déplorait avec une mordante ironie la position de l'homme de lettres. « Qu'on ne me parle plus d'encre, s'écrie-t-il, de papier, de plume, de style, d'imprimeur, d'imprimerie ; qu'on ne se hasarde plus de me dire : vous écrivez si bien, Antisthène ! continuez d'écrire : ne verrons-nous point de vous un in-folio ?... Je renonce à tout ce qui a été, qui est, et qui sera livre. Bérylle tombe en syncope à la vue d'un chat, et moi à la vue d'un livre. Suis-je mieux nourri et plus lourdement vêtu, suis-je dans ma chambre à l'abri du nord, ai-je un lit de plumes, après vingt ans entiers qu'on me débite dans la place ?... Ai-je un grain de ce métal qui procure toutes choses ?... Folie, simplicité, imbécillité, continue Antisthène, de mettre l'enseigne d'auteur ou de philosophe ! Avoir, s'il se peut, un office lucratif qui rende la vie aimable, qui fasse prêter à ses amis, et donner à ceux qui ne peuvent rendre ; cela ou rien : j'écris à ces conditions et je cède ainsi à la violence de ceux qui me prennent à la gorge, et me disent : Vous écrirez. Ils liront pour titre de mon nouveau livre : Du beau, du bon, du vrai, des idées, du premier principe, par Antisthène, vendeur de marée. »

Singulière vicissitude des temps ! La prose éphémère d'un feuilleton, ou les fla fla d'une opérette enrichissent aujourd'hui leurs auteurs au-delà de ce que Corneille lui-même eût osé rêver, et, d'un autre côté, le pharmacien raillé par Molière, est bientôt réduit à merci, bien que sa profession ait largement payé sa dette au progrès moderne et qu'elle puisse revendiquer d'illustres noms.

En dehors des faits que nous avons exposés, on pourrait signaler des symptômes secondaires qui trahissent encore l'état maladif de la pharmacie. Nous les négligerons. Mais il est une autorité bien autrement puissante que nos affirmations, et que nous ne pouvons faire autrement que d'invoquer. Cette autorité, c'est la statistique.

La recette moyenne des pharmacies en France est connue. Elle a été indiquée par les journaux de pharmacie, et tout récemment encore à la Chambre par un député, à propos d'un projet d'impôt sur les spécialités. A ce chiffre de recettes, que l'on oppose les dépenses inhérentes à toute officine régulière, que l'on établisse, en un mot, le budget pharmaceutique, et la froide et irrésistible éloquence des chiffres parlera aussi haut que ce que nous venons précédemment d'exposer.

Il nous serait certes facile de faire ce calcul, de poser à cette place des chiffres irréfutables, et de faire voir ce qui reste en fin de compte et en moyenne au pharmacien Français, comme rémunération de ses travaux. Mais il est certains voiles que nous n'aimons pas ici à soulever entièrement, et il sera loisible au lecteur de combler cette lacune.

Un travail spécial sur la matière a, du reste, été fait par M. Miramont Graux, pharmacien à Méru, dans une brochure ayant pour titre *Le Passé, le Présent et l'Avenir de la pharmacie*. De l'ensemble de ce travail, sauf quelques points

contestables, ressort assez bien l'état financier de la pharmacie, et nous en conseillons volontiers la lecture à ceux qui
voudraient approfondir la question.

Des hommes qui dominent le monde pharmaceutique, et
dont les appréciations ont un caractère bien évident d'indé-
pendance, ont depuis longtemps reconnu l'état alarmant de
notre profession. Un de nos maîtres à tous, Soubeiran, il y a
plus de vingt ans, reconnaissait publiquement la position
précaire qui est faite à la pharmacie, et, quelques années
plus tard, M. le professeur Chevallier, dans une lettre, dont
on peut encore se rappeler, arrivait à notre égard aux plus
tristes conclusions. « Je suis, dit-il en commençant, de l'avis
de ceux qui pensent que si le mode de faire actuel continue,
il n'y aura pas moyen, sauf certains cas, de vivre en exerçant
honorablement la profession » ; et il termine ainsi : « Toutes
ces causes réunies feront un jour, nous en avons la convic-
tion, que plus tard il n'y aura plus de pharmacie, plus de
pharmaciens. »

Après de telles paroles, pourrait-on nous accuser de faire
de la pharmacie uu tableau fantaisiste, et d'en assombrir à
dessein les couleurs ? Le mal n'est donc que trop réel, il
grandit chaque jour, et l'évidence des faits, aussi bien que les
aveux désintéressés des hommes les plus éclairés en ces
matières, viennent confirmer nos assertions.

L'état de détresse de la pharmacie ainsi reconnu, on arrive
à rechercher si quelques tentatives sérieuses ont été faites
pour venir en aide à notre profession, et pour lui rame-
ner des jours plus prospères. Depuis de longues années,
des demandes de réformes ont été constamment adressées
par les pharmaciens à tous les gouvernements, mais nous
ne pouvons que constater l'impuissance et la stérilité absolue
de nos efforts auprès d'un pouvoir hostile ou simplement
peut-être indifférent. Pétitions et congrès, on sait, au point
de vue des réformes obtenues, ce que cela a produit, rien,

rien, et toujours rien. Et néanmoins nous nous obstinons dans cette voie sans issue. Il y a là comme un rocher de Sisyphe, que chaque génération remonte avec une ardeur nouvelle, mais qui retombe toujours invariablement.

La réforme légale était en effet la plus équitable et la plus facile à réaliser. C'était la première qui devait naturellement s'offrir à l'esprit des pharmaciens.

De toutes les mesures demandées en notre faveur, il en est une qui prime toutes les autres, et qui seule suffisait presque pour rassurer nos intérêts lésés, c'est la limitation des pharmacies. Basée sur le chiffre des populations et suivie d'une réduction graduelle des officines, la limitation n'ouvrait sans doute pas l'âge d'or pour notre profession minée par des causes multiples, mais néanmoins elle donnait à la pharmacie une assise nouvelle et à la santé publique un nouveau gage de sécurité.

La limitation des pharmacies n'est pas du reste une idée purement spéculative, éclose un beau matin du cerveau d'un pharmacien Français. Dans plusieurs états de l'Europe la pharmacie est limitée. En France, on croit assez communément qu'elle l'est, et l'esprit public n'est pas antipathique à cette limitation. Pourquoi donc n'y existe-t-elle pas ? La limitation, a-t-on dit, c'est le privilége, et le temps des priviléges est loin de nous. Cette limitation s'accorde mal avec le régime actuel de nos libertés. Ne serait-ce pas rétrograder que d'accorder la limitation, lorsqu'il y a peu de temps on demandait pour tous et sans diplôme la liberté entière de la pharmacie ?

Étrange abus, en vérité, des mots et des idées, et parce que la pharmacie viendrait aujourd'hni à être limitée, la France ne serait-elle pas demain en péril, et ne faudrait-il pas voiler aussitôt les statues de la *Liberté !* Ne mettons pas cette divinité où elle n'a que faire, et là surtout où, à un moment donné, elle ne pourra que faire très-mal. La première liberté, c'est une protection vraiment efficace accordée à la santé publique dont, au point de vue légal, la pharmacie est une des sauvegardes. Or, cela a été prouvé depuis longtemps, le public a tout à gagner à la limitation. Que l'on compare la pharmacie Française avec celle des pays où elle est limitée, et du parallèle naîtront aussitôt les faits les plus concluants en faveur de la limitation. Des motifs d'un ordre supérieur ont fait limiter les notaires, les avoués, les huissiers ; des considérations d'une autre nature, il est vrai, mais non-moins probantes, militent en faveur de la limitation des pharmacies. Les pharmaciens, tout avantage personnel mis de côté, et uniquement pour protéger les intérêts qu'ils ont charge de défendre, avaient donc le droit de demander à exercer leur profession dans toute sa plénitude, et non pas avec toutes les restrictions que l'état de choses actuel leur impose.

Vaines récriminations ! La limitation des pharmacies en France, pas plus que toute autre réforme nous concernant, n'a jamais pu être obtenue, et, sans être accusé de pessimisme, on doit, sous ce rapport, renoncer à de dangereuses illusions.

En présence de réformes indéfiniment ajournées, quelques pharmaciens, accompagnés parfois de spéculateurs, durent se demander si, par des moyens nouveaux, et sans pourtant déserter le champ-clos de la pharmacie, ils ne pourraient pas, au point de vue de leurs intérêts particuliers, s'ouvrir une voie nouvelle, et c'est pour répondre sans doute à cet ordre d'idées, qu'on a vu se produire un jour la *Spécialité*.

Comme toute puissance à ses débuts, et dont on ne peut soupçonner le développement, la spécialité, à son origine, a dû passer presque inaperçue. Mais, en présence du succès de ses premiers adeptes, elle a bien vite développé ses moyens d'action, sa force s'est accrue, et c'est aujourd'hui une sorte de Protée aux mille formes, et sur lequel,

pour être juste et circonspect, il est difficile en générali-
sant de prononcer d'une manière absolue. La spécialité, en
effet, c'est la mise en pratique et la récompense légitime
d'une découverte qui enrichit la science, secourt l'humanité et illustre son auteur ; mais, c'est aussi le médicament
équivoque, aux propriétés surfaites, et s'imposant à la cré-
dulité publique par une réclame sans scrupules. Entre ces
deux pôles, on peut voir un nombre infini de variétés, et si la
plupart des médicaments spéciaux ne conduisent pas leurs
auteurs à l'Académie, néanmoins, un bon nombre a pour
point de départ une idée heureuse, un *modus faciendi* particulier, une présentation agréable, ou encore d'autres qualités.

Tant que la spécialité a été circonscrite à un petit nombre
de médicaments, son influence a été peu sensible. Mais aujourd'hui que son domaine s'est agrandi, et qu'elle menace de
tout envahir, il ne peut plus en être ainsi. Dût-elle ouvrir constamment les voies de la fortune aux pharmaciens spécialistes,
au point de vue des intérêts généraux de la pharmacie, ce
n'est pas une réforme, c'est presque un suicide. Moralement
parlant, en effet, la spécialité force le pharmacien à livrer tous
les jours des produits dont il ne peut impunément briser le
cachet, et sur lesquels par cela même il ne peut exercer un
plein et régulier contrôle. Le pharmacien n'est plus ainsi
qu'un agent inconscient, il est annihilé. Sous le rapport des intérêts matériels, les résultats sont aussi désastreux. Tout produit spécialisé, avant de se répartir dans les pharmacies, doit
supporter les bénéfices du spécialiste, les frais fort onéreux de
la publicité, plus les remises accordées aux droguistes intermédiaires. Que reste-t-il alors au pharmacien chargé de la vente
au public ? Les miettes du festin.

Il est, nous le savons, des spécialités qui échappent à ces
appréciations, ce sont les spécialités pratiques, et d'autres qui,
sortant du domaine de la pharmacie pure, accroissent au con-

traire nos recettes ; mais, quoique nombreuses, ce sont là des exceptions.

Qu'on le sache bien, du reste, ce n'est pas le spécialiste, mais bien la spécialité que nous attaquons ici. En présence d'une législation ne lui accordant qu'une insuffisante protection et ne se révélant à lui que par ses rigueurs, le pharmacien ayant pour guide sa conscience, la santé publique et la vérité, a toujours le droit de spécialiser un produit. Mais cela ne peut nous empêcher de dire, avec toutes les réserves admissibles, que dans son ensemble la spécialité a été funeste à la pharmacie.

Ayant ainsi constaté l'état de détresse de notre profession, la stérilité complète de nos efforts auprès du pouvoir, et les dangers d'une réforme qui ne dessert que des intérêts privés, nous arrivons à nous demander si, en dehors de ce qui a été tenté jusqu'à ce jour, il n'y a plus rien à espérer. La pharmacie, ainsi que le prédit M. Chevallier, doit-elle fatalement mourir, non pas de mort subite, bien entendu, mais de mort lente et de consomption ?

Si nous ne nous trompons pas, deux voies s'ouvrent aujourd'hui devant nous : laisser s'amoindrir encore notre profession, exhaler placidement nos plaintes et renouveler périodiquement auprès des gouvernements présents et futurs des démarches qui seront suivies du même insuccès que par le passé ; ou bien dépouiller le vieil homme et se transformer.

Se transformer, c'est déjà être de son époque, car tout change et se transforme dans le siècle rapide que nous traversons ; se transformer, là est le nouvel horizon, là est *la pierre de l'angle* sur laquelle on peut encore solidement bâtir.

Mais, quelle sera cette transformation, sur quelle base l'asseoir, et quelles en seraient les conséquences pour chacun de nous ?

Pour développer méthodiquement nos idées, il importe d'abord de constater quelle est dans l'état actuel la nature intime du pharmacien. Est-il simplement homme de science, et est-ce à la science seule qu'il faut s'adresser pour résoudre l'aride problème que nous venons poser aujourd'hui? N'est-il pas aussi un commerçant?

Quel que soit le piédestal sur lequel on aime à poser sa profession, on ne peut pourtant pas nier l'évidence, et si l'on est dans le vrai en soutenant que la pharmacie n'est pas un commerce, on n'y est pas moins en disant que le pharmacien est un commerçant. Ces affirmations qui paraissent d'abord contradictoires s'expliquent aisément par le plus léger examen. Exécuter les ordonnances médicales, préparer certains produits, essayer ceux qu'ils ne peut fabriquer, appliquer en un mot les principes de son art, sans décliner cette lourde et incessante responsabilité qui lui incombe, continuer au coin du foyer les enseignements de l'école, voilà l'homme de science, le pharmacien proprement dit. Mais, à côté de cela, quelle infinité de détails qui font ombre au tableau ! Combien d'articles d'un fréquent débit et qui ne se rattachent à la science que par un fil bien ténu ; combien d'autres qui lui sont étrangers, et qui sont vendus en communauté avec les épiciers, les parfumeurs, etc ! Voilà le commerçant.

Nous sommes donc sollicités par deux forces distinctes, la science et le commerce. Sans doute le commerce occupe un plan secondaire, mais enfin il existe et cela suffit à nos déductions.

Si l'on s'arrête à considérer cet étrange alliage, dont la pharmacie est formée, et qui décèle son origine, on reste surpris de voir que notre profession supporte toutes les charges et les tracasseries journalières du commerce, sans en avoir en quelque sorte les avantages. Commerçants, nous le sommes, cela est vrai, mais avec un chiffre d'affaires peu appréciable. Loin de favoriser le courant commercial, nous semblons lutter contre lui, et il nous est généralement antipathique. Cette aversion est sans doute à notre honneur, et démontre clairement que l'élément scientifique domine et que l'autre n'est qu'accessoire ; mais, en définitive, nos intérêts matériels sont sacrifiés ; et nous marchons en sens diamétralement opposé à celui que nous devrions suivre, eu égard à l'exigence des temps où nous vivons.

Si notre voix pouvait se faire entendre, nous dirions à nos confrères : La terre vous manque dans le champ étroit de la pharmacie pure. Pourquoi vous obstiner à n'en pas vouloir sortir ? Prenez des sentiers nouveaux, et, sans cesser d'être pharmaciens, suivez le mouvement de l'époque, faites-vous commerçants et industriels. Quelles que soient les hauteurs professionnelles auxquelles vous puissiez vous flatter d'arriver, vous ne pouvez bannir le commerce de la pharmacie. Si ce commerce existe, étendez-le, au lieu de le restreindre, et demandez-lui ce qu'une législation impuissante ou marâtre vous refuse. Le commerce ne vous est pas étranger, vos connaissances sont au-dessus de celles de vos concurrents, que craignez-vous ? Des noms illustres, d'ailleurs, vous montrent le chemin. N'a-t-on pas vu, en Allemagne, un Liébig se faire industriel, et ne pas craindre d'annoncer ses produits par la voie de la presse ; en France, le fils d'un homme qui a bien mérité de la pharmacie, M. Menier, se limiter exclusivement à l'exploitation d'un produit alimentaire ? Suivons-les dans la mesure de nos forces, et, sans plus hésiter, émigrons sagement vers des plages plus hospitalières, car là est la réforme et la transformation.

Les idées que nous cherchons à produire ici ne sont pas nouvelles pour nous. Il y aura bientôt vingt ans, en 1857, dans un travail très-sommaire, nous les abordions avec les mêmes convictions. Qu'il nous soit permis de lui emprunter quelques lignes, uniquement pour les citations dont nous l'avions accompagné, et qui viennent encore aujourd'hui puissamment en aide à notre argumentation.

« Quelle que soit, disions-nous alors, la définition que l'on

« veuille donner du pharmacien, il n'en est pas moins vrai
« que si, par ses études, il est avant tout homme de science,
« pour la forme et pour une grande partie de ses occupations
« journalières, il est malgré lui commerçant, position am-
« phibie doublement malheureuse, car il n'a ni le calme et
« les jouissances de l'étude, ni les bénéfices et la liberté du
« commerce. Jusqu'à ce jour, commerçant presque à son corps
« défendant, pourquoi le pharmacien n'accepterait-il pas dé-
« sormais cette position franchement, largement, et avec tous
« les bénéfices qui l'accompagnent? Sans doute, et nous
« sommes les premiers à l'avouer, il eût été plus consolant de
« voir la pharmacie se suffire à elle-même, et trouver dans
« son seul domaine une juste rémunération à ses travaux.
« Mais puisqu'il n'en peut être ainsi, à quoi bon fatiguer vai-
« nement le pouvoir de nos plaintes, et se perdre dans de
« longues discussions qui ne peuvent aboutir à rien? La ré-
« forme pharmaceutique, en mettant de côté toute circonlo-
« cution, peut, en grande partie, se traduire en deux mots :
« augmenter les recettes quotidiennes de chaque pharmacie ;
« la pharmacie étant réduite à l'impossibilité de se suffire à
« elle-même, appeler à son aide le commerce et l'industrie.
« Cette réforme, un des membres les plus éminents du corps
« pharmaceutique, M. Soubeiran lui-même la conseillait, il y
« a peu d'années, aux pharmaciens découragés [1]. »

« Pourquoi, disait-il, les pharmaciens, qui attendent placi-
« dement leurs rares clients, dans l'impuissance d'offrir et de
« placer une marchandise peu courue, dont la consommation
« est nécessairement limitée, ne feraient-ils pas un effort pour
« entrer dans les voies communes de l'industrie? Pourquoi ne
« demandent-ils pas au commerce largement entendu et
« exercé la juste rémunération qu'un commerce restreint et
« timide leur refuse? Plusieurs l'ont fait et s'en sont bien

---

1. Discours de Soubeiran sur l'état de la pharmacie en France, à la séance de rentrée de l'école et de la société de pharmacie. — 1852.

« trouvés.. Oh! alors, ils reprennent aux professions rivales
« tout ce que celles-ci leur ont enlevé. Ils paient par la con-
« currence la concurrence déloyale qu'on leur a faite, et ils
« deviennent d'autant plus redoutables, qu'ils restent armés
« contre leurs adversaires du privilége de la vente des médi-
« caments, dont ceux-ci ne pourront jamais user que fraudu-
« leusement et à la dérobée; ils reprennent toute liberté d'ac-
« tion, ils peuvent tirer parti de leur activité et ressaisir la
« condition d'aisance qui leur échappe. »

« Quelques jours après ces imposantes paroles de Sou-
« beiran, M. Vée, dont le nom est toujours bien venu quand
« il s'agit de discuter les intérêts professionnels, y ajoutait
« une espèce de corollaire. »

« Nous devons remercier, disait-il, le savant secrétaire gé-
« néral de la Société de pharmacie, d'avoir su proclamer des
« vérités et indiquer des solutions, auxquelles la parfaite in-
« dépendance dans laquelle il est placé lui-même de tous les
« intérêts commerciaux de la pharmacie donne un caractère
« d'autorité et de convenance qui doivent les faire prendre
« en sérieuse considération. Pour nous, qui avons suivi et
« appuyé depuis un si grand nombre d'années toutes les ten-
« tatives faites pour obtenir de l'autorité des mesures régéné-
« ratrices de la pharmacie, et qui avons indiqué et soutenu
« avec persistance les seules bases légales sur lesquelles elles
« nous semblaient pouvoir s'accomplir, nous qui l'avons fait
« souvent sans un grand espoir de succès, mais parce que
« nous disions, comme M. Soubeiran, qu'il ne fallait pas
« abandonner les voies tracées par nos pères, sans avoir
« épuisé tous les moyens de nous y maintenir, nous pensons
« maintenant, comme lui, qu'il est temps de réfléchir sur les
« causes de l'inutilité de nos efforts, causes toujours perma-
« nentes et qui ne peuvent disparaître. Une génération toute
« entière de pharmac        ' t usée dans ces grandes luttes.
« Nous qui lui ap                e, signalons à nos succes-

« seurs l'écueil où nous nous sommes brisés ; disons-leur
« bien haut que l'espoir d'obtenir un appui efficace d'un pou-
« voir mobile ou indifférent, n'est qu'un vieux et dangereux
« mirage, que les pharmaciens doivent puiser en eux-mêmes
« leurs propres ressources et prendre pour devise le vieil
« adage : *Aide-toi, le ciel t'aidera.* »

Ainsi disions-nous, et telles étaient nos citations il y a
vingt ans .

Si le mal qui mine la pharmacie n'était pas un mal chro-
nique et réel, on pourrait espérer, à une telle distance, d'en
voir les causes effacées, et les appréciations d'alors ne devraient plus avoir leur raison d'être, ou du moins la même
opportunité. En est-il ainsi ? Ce qui était vrai en 1852 et en
1857, ne l'est-il plus aujourd'hui, et les prudents conseils de
Soubeiran n'ont-ils plus d'actualité ? Oserait-on l'affirmer ?
Ce que l'on peut avancer au contraire, sans crainte d'être dé-
menti, c'est que, depuis vingt ans, le flot a toujours monté, et
que le besoin d'une réforme se fait plus impérieusement
sentir que jamais.

Nous appuyant sur des noms autorisés, nous pensons avoir
suffisamment prouvé d'une manière générale quel doit être
pour notre profession le port de refuge. Il nous reste à préciser, et à indiquer les moyens pratiques d'y arriver. Nous en-
trons ainsi au cœur même de la question, et ce n'est pas sans
crainte que nous voyons surgir ici devant nous les difficultés,
pour la tâche périlleuse que nous avons entreprise. Il ne
suffit pas en effet de dire : faites-vous commerçants et industriels ; il faut encore prouver que cela se peut, autrement que
dans une vague théorie.

En pareille matière, les objections ne peuvent manquer de
se produire.

Industriels ! Y pensez-vous, diront bon nombre de phar-

1. De la possibilité d'une réforme immédiate en pharmacie. — 1857.

maciens? Quel apprentissage nouveau, quels essais, quelle
nouvelle mise de fonds ne faudra-t-il pas ! Et comment d'ailleurs faire marcher de front l'industrie et la pharmacie? Commerçants ! nous crie de loin quelque jeune confrère à peine
échappé des écoles, qu'entendez-vous par là? Naguère encore,
je conversais avec les héros d'Homère et de Virgile, puis, par
des études scientifiques, j'ai vaillamment conquis mon diplôme, et tout cela n'aboutirait qu'à détailler la mélasse et le
raisiné; fi de la réforme! Que la pharmacie disparaisse, lorsque
sa dernière heure aura sonné, mais, comme le gladiateur
antique, qu'elle tombe au moins décemment et avec grâce :
*morituri te salutant.*

Comme on le voit, le terrain est glissant, et l'on risque fort
de se briser contre les écueils.

Est-il besoin de le dire, nous n'avons pas de spécifique, qui
puisse tout à coup, comme un talisman, rendre notre profession riche et prospère. Nous cherchons simplement et de
bonne foi, et à un âge, nous pouvons le dire, où on est désin-
téressé pour soi-même dans ces questions, si, par une ligne
brisée et par une voie pratique, il ne serait pas possible d'atteindre le but proposé. Ce but, c'est l'extension de la partie
commerciale de la pharmacie coïncidant avec les ressources,
les convenances, les scrupules et la dignité de la profession.

Si l'on considère le rôle du pharmacien dans la société, on
reconnaît qu'il a pour but d'une manière générale la santé
publique, bien précieux et qui ne peut éveiller trop de solli-
citude. Guérir, c'est-à-dire opposer le remède au mal, faire
suivre d'un médicament fidèlement préparé l'ordonnance in-
telligemment prescrite, là ont convergé jusqu'à ce jour tous
les efforts du pharmacien.

Or, nous posons cette question : toute la santé repose-t-elle
dans le médicament? Et sans vouloir nous engager ici dans
l'examen des conditions d'une sage hygiène, la santé ne
repose-t-elle pas aussi dans le choix et la pureté des aliments

de chaque jour ? Le médicament, dont le public ne peut apprécier la valeur, est soumis, par suite des études spéciales du pharmacien, de ses examens, et de mesures exceptionnelles, à toutes les garanties désirables. En est-il de même des produits alimentaires ? Où est de fait leur garantie et leur contrôle ? Un produit d'alimentation part de Marseille, et, après bien des étapes, il s'arrête à Lille pour y être consommé. Il a passé par dix mains, et il arrive affaibli, fraudé, sophistiqué, tout en conservant les apparences de sa virginité première. Qui reconnaîtra le dol et la sophistication, et où, en réalité, est la protection du public ? Il y a sans doute l'article 423 du code pénal, la loi de 1871, et l'inspection des jurys médicaux. Mais en regardant les choses de près, il est facile de voir à quoi tout cela se réduit. L'article 423 est l'application de la loi de 1851, et cette loi de 1851 sur quoi repose-t-elle le plus souvent? Sur une visite d'un quart d'heure faite annuellement dans les magasins d'épiceries. Nous sauvons ainsi les apparences, mais il y a là une insuffisance de contrôle qu'on ne peut contester.

Singulière inconséquence dans nos mœurs, ou plutôt dans notre législation ! Si nous sommes malades ou moribonds, nous exigeons, et c'est notre droit, que le médicament soit pur et bien préparé, mais, hors de là, nous jouons gaiement avec la santé. On ne consentirait pas à boire brutalement la ciguë, mais on use volontiers d'un vin frelaté, d'un vinaigre rehaussé par un piment ou un acide, d'un café trop indigène, et de bon nombre de produits ainsi adultérés. Le médicament est un produit anormal, exceptionnel, trop souvent hélas ! impuissant, on l'entoure de toutes les garanties possibles. L'aliment, au contraire, est de tous les jours; falsifié, il peut exercer une action pernicieuse sur la santé ; en tout cas, c'est un vol à notre détriment, et nous l'abandonnons presque à toutes les vicissitudes provenant de la fraude et de l'igno-

Il existe des pénalités contre les délinquants, cela est vrai ; mais, en poussant les choses à l'extrême, on pourrait jusqu'à un certain point contester souvent le bien fondé de leur application. Un épicier reçoit un produit sophistiqué, mais extérieurement irréprochable, il ne soupçonne pas la fraude, et, en tout cas, il ne peut la reconnaître ; il est trompé, et il trompe lui-même de bonne foi. Pourquoi le punir ? La société a-t-elle exigé de lui quelques garanties, quelques études premières, des connaissances spéciales à sa profession ? Aucunement. Mais, s'empresse-t-on de nous dire, vous allez sans doute conclure que l'épicier doit être un docteur ès sciences, ou appartenir au moins à l'université. Non évidemment. Mais c'est ici précisément, si nous le voulons, que le rôle du pharmacien, dans la société, peut se dessiner sous un double aspect et amener une transformation.

Que le pharmacien cesse d'être exclusivement l'homme de la souffrance et du médicament, et en même temps qu'il présente au malade toutes les ressources de l'art pharmaceutique, qu'il offre aussi au public bien portant des aliments réparateurs, contrôlés, analysés et puisés aux meilleures sources. Lui seul a réellement qualité pour cela.

« Vous êtes tout à fait dans le vrai, nous écrivait, il y a « bien longtemps, le docteur Caffe, alors rédacteur en chef « du journal des *Connaissances médicales et pharmaceutiques,* « en cherchant à faire rentrer dans les attributions de la « pharmacie la fabrication et la vente commerciale de tous « les produits mal à propos éloignés d'elle, la distillation, la « fabrication en grand de tous les sirops, tout ce qui ressort « du confiseur, du chocolatier, du parfumeur, etc., etc. Le « pharmacien, par ses connaissances étendues et spéciales, est le « seul compétent pour utiliser les substances premières exoti- « ques ou indigènes. Il est le seul qui, par la nature de ses « études, puisse constater leurs variétés de qualité, et faire « l'analyse de leurs composés, etc..... Une nouvelle voie de

« fortune est ouverte de nouveau à la pharmacie ainsi envi-
« sagée, etc.... »

On ne peut se le dissimuler, nos produits, par leur nature,
n'exercent guère d'attraction sur le public, et nos officines
n'ont été jusqu'à ce jour que des lieux de deuil, qu'on n'a-
borde qu'à regret, et que l'on quitte au plus vite, avec l'espoir
de n'y plus rentrer.

Que la pharmacie prenne désormais une physionomie moins
sévère ; qu'elle cède au courant commercial, qu'elle fasse,
comme on dit, de nécessité vertu, et tout le monde gagnera à
la métamorphose.

Ceux qui ne jugent que sur l'épiderme diront peut-être :
c'est un pas en arrière, c'est l'épicerie ; mais d'autres, appré-
ciant moins les faits sur leur enveloppe que sur leurs conséquences, diront sans doute aussi : c'est un pas en avant, c'est
un progrès. A bien considérer les choses, le pharmacien, en
agissant ainsi, ne s'éloigne pas du but qu'il doit constamment
se proposer, la santé publique. Pour y arriver plus complète-
ment, il développe ses moyens d'action, il applique ses connaissances acquises, et voilà tout [1].

Comme conséquence de ce que nous venons d'exposer, il
pourrait paraître naturel à un pharmacien de mettre en pratique ces idées, d'acheter, de contrôler sérieusement certains
produits d'alimentation, d'en tenter la vente, en concurrence
avec l'épicerie ou d'autres commerces, et d'espérer ensuite des
opérations suivies et de légitimes bénéfices. Ce serait là presque toujours pourtant, il faut bien l'avouer, une espérance
vaine ou d'une réalisation bien difficile.

Il ne suffit pas, en effet, qu'une idée soit bonne et juste pour

1. A première vue, l'article 32 de la loi de Germinal an XI semble être un
obstacle à l'extension de la partie commerciale de la pharmacie. Il n'en est rien.
D'après l'opinion de jurisconsultes, la prohibition de faire dans les officines aucun
autre commerce que celui des drogues et préparations médicinales, ne saurait être
considérée que comme un conseil et nullement une obligation. La loi n'a pas pro-
noncé de pénalité ; on ne saurait y suppléer par la législation ancienne, car il
s'agit d'une restriction à la liberté du commerce.

avoir son cours ; il faut encore, selon les temps et les per-
sonnes auxquelles elle s'applique, qu'on sache lui faire revêtir
une forme particulière qui est tout pour le succès.

Les réformes que nous indiquons ici fussent-elles jugées
acceptables par la plupart des pharmaciens, il n'en est guère
cependant qui voudraient se décider à les mettre directement
par eux-mêmes en pratique. Ils redouteraient trop l'insuccès
et bien plus encore le qu'en-dira-t-on. Dans une ville où exis-
tent plusieurs pharmaciens, le premier qui prendrait cette
initiative, craindrait d'être regardé comme un pharmacien
déclassé, en présence de l'abstention de ses confrères. A un
autre point de vue, il serait amené à un détail trop mercantile
et qui viendrait le distraire de ses travaux de pharmacie.
N'opérant en plus, pour commencer, que sur des chiffres res-
treints, il serait acheteur dans de mauvaises conditions et
l'esclave obligé des intermédiaires. Le public lui-même,
auquel des idées vraies et simplement pratiquées ne suffisent
pas le plus souvent, et qui veut une certaine mise en scène,
ne rendrait pas toujours justice au novateur ; il ne verrait là
que l'annexion souffreteuse d'une épicerie bâtarde, et la réforme
ainsi appliquée, au lieu d'être profitable, pourrait bien
n'être qu'une déception.

Par suite de ces obstacles, il faut renoncer, au point de vue
général du moins, à voir le pharmacien s'engager de lui-
même dans cette voie. La ligne droite n'est pas ici le plus
court chemin, et, sous risque d'un échec, il faut tourner la
difficulté.

Or, ce que le pharmacien seul, hésitant, timoré, circons-
crit par une foule de considérations, ne peut faire spontané-
ment, un être collectif et impersonnel peut le faire.

Qu'une société, assise sur de larges bases, guidée par une
sage direction, disposant de capitaux appropriés, sachant al-
lier la science et le commerce, et ne reconnaissant pour fondateurs et pour commettants que des pharmaciens, vienne à

s'organiser, qu'elle spécialise un certain nombre de produits alimentaires dont chaque pharmacien serait l'intermédiaire inévitable, et le problème paraît résolu.

Pour ne pas nous perdre ici dans des généralités nuageuses, ce que nous voulons avant tout éviter; qu'il nous soit permis, sous une forme concise, de formuler les principaux statuts d'une société commerciale telle que nous pouvons la concevoir dans ces conditions. Ce sera la meilleure manière de nous faire comprendre.

I.

Une société commerciale par actions est appelée à se former entre tous les pharmaciens de France adhérant à des statuts discutés et consentis dans une assemblée préparatoire, et dont ceux qui vont suivre ne sont que les préliminaires et la base.

II.

Cette société a pour titre : *Société Hygiénique des Pharmaciens*.

Son caractère essentiel et prédominant est de prémunir le public contre les falsifications nombreuses des produits d'alimentation, et d'hygiène, en lui offrant un certain nombre de ces produits sévèrement contrôlés et puisés à des sources authentiques.

III.

Ses opérations ont pour but l'achat, la fabrication et la vente en gros des produits qui vont être désignés, et dont le nombre pourra ultérieurement être augmenté ou restreint.

## 1re SÉRIE.

### *Vins et spiritueux.*

Vins de toute nature.

Eaux-de-vie.

Liqueurs de toute espèce.

Ces produits ne seront livrés qu'en cercles ou par caisses, et seront généralement expédiés directement au public du siége de la société.

## 2e SÉRIE.

### *Produits alimentaires.*

Huile d'olives.
Vinaigre.
Café sous différents états.
Chocolat.
Riz.
Tapioka.
Pâtes et farines alimentaires.
Miels fins.
Conserves alimentaires de diverses sortes.
Thé.
Vanille en gousses et préparée.
Eau de fleurs d'oranger.
Extrait de viande.
Essence de café.
Etc, etc...

## 3e SÉRIE.

### *Parfumerie.*

Vingt ou trente articles environ.

## IV.

Tous les produits mis en vente par la société seront
*spécialisés,* c'est-à-dire qu'ils ne seront délivrés que
sous des formes et des quantités préalablement déter-
minées, avec apposition d'une étiquette spéciale portant avec le prix de vente au public le nom et la marque de la société.

Autant que possible, cette étiquette indiquera suc-
cinctement le but de la société et les principales frau-
des auxquelles donne lieu le plus souvent le produit
spécialisé.

## V.

La société, et c'est là un point essentiel et capital de
son programme, ne reconnaît pour sociétaires et pour
commettants que des pharmaciens.

## VI.

Elle s'interdit pour elle-même toute vente au détail.
Toutefois, elle pourra expédier directement aux clients
d'un pharmacien des produits demandés par fortes
parties ou soumis à des formalités de régie, et princi-
palement tous ceux de la première série. Mais elle ne
pourra jamais le faire que sur les ordres du pharmacien qui, dans ce cas, a toujours droit à toutes ses remises.

## VII.

Ses règlements ont lieu à trente jours de terme.

## VIII.

Son capital social est fixé à douze millions divisés en vingt-quatre mille actions de cinq cents francs.

Ces actions seront payées par le souscripteur en plusieurs termes espacés selon les besoins de la société.

## IX.

Chaque action donne droit : 1° à un intérêt de cinq pour cent ; 2° à une part proportionnelle dans les bénéfices et la propriété de l'entreprise ; 3° à une remise spéciale et exceptionnelle sur les achats du sociétaire. Cette remise n'est applicable qu'aux souscripteurs fondateurs.

Ce n'est pas là, il est facile de le voir, l'acte complet de constitution d'une société. Ce sont simplement quelques jalons destinés à faire mieux ressortir notre pensée.

Nous avons à examiner les chances de vie d'une telle société, et les avantages qui devraient en résulter pour la pharmacie.

Il est souvent périlleux d'innover et surtout de rompre brusquement avec des traditions professionnelles, et, pour espérer quelques chances de succès, il faut, les innovations venant à une heure opportune, que l'intérêt d'un grand nombre soit intimement lié à leur réussite ; en d'autres termes, il faut avoir pour soi le public, souverain juge, et dont les intérêts s'imposent en première ligne.

Nous avons suffisamment établi que l'heure des réformes a sonné depuis longtemps pour la pharmacie. Il est facile de prouver que le public serait disposé à accueillir favorablement une société conçue dans ces conditions. Le commerce nous donne sur ce point des preuves toutes faites. A Paris, à côté des commerçants ordinaires, ne voit-on pas des maisons affectant un but, une position et une dénomination particulière ? La Compagnie Coloniale pour les chocolats, la Société Hygiénique pour les parfums, sont des exemples de ces maisons. Le café, l'huile d'olives, et d'autres produits, sont de la même sorte spécialisés. A Bordeaux, le nombre des sociétés vinicoles ne se compte plus. Or, quel est le programme avoué de ces sociétés ? Faire mieux que le commerce ordinaire, donner des produits supérieurs, irréprochables, et à des capitaux puissants unir une grande moralité commerciale. Ces sociétés sont établies depuis de longues années et paraissent en pleine voie de prospérité. Elles répondent donc à un certain besoin, le public est donc pour elles et les favorise. Et six mille pharmaciens, réunis d'intérêt, d'intelligence et de capitaux, et pouvant mettre en avant le rôle qui leur est attribué et leurs connaissances spéciales, ne pourraient pas arriver aux mêmes résultats ! Quelle ne serait pas plutôt la force d'une telle société, et quelle prépondérance n'aurait-elle pas aussitôt sur les sociétés ordinaires qui, en réalité, n'ont pas de qualité officielle pour le but qu'elles ambitionnent. Elles trouvent des commettants sans doute, mais des commettants insouciants du succès et partageant leurs faveurs entre vingt marques diverses. De là, pour imposer leurs produits au commerce intermédiaire, d'énormes frais de publicité.

Une société commerciale ainsi constituée, ne serait pas seulement une source de bénéfices pour la pharmacie ; elle serait en plus une œuvre essentiellement utile et moralisatrice ; elle deviendrait comme le diapason normal du commerce honnête et sérieux, car à Dieu ne plaise que nous cherchions à insinuer que tout est fraude et mal en dehors de la pharmacie.

Si un danger naissant menace une telle entreprise, ce n'est donc pas dans l'incertitude du succès qu'il faut le chercher ; il est autre part. Il réside dans une question d'amour-propre,

dans la dignité professionnelle faussement peut-être inter-
prétée.

Quel que soit le relief dont nous cherchions à entourer cette
société, soit en démontrant son but d'utilité publique, soit en
spécialisant ses produits, ce qui évite tout détail, toute main
d'œuvre, et leur donne une forme imposante auprès de l'acheteur, nous ne nous flattons pas néanmoins d'amener tous les
esprits à nos propres idées.

Le pharmacien marchand de vins, parfumeur, liquoriste,
quelle aberration, nous crie-t-on de divers côtés, de proposer
une telle réforme ! Quelle chute, et quelle humiliation pour la
pharmacie si elle l'acceptait ! Il y a dans les professions,
ajoute-t-on, des nuances qu'il faut savoir saisir, des délica-
tesses que l'on doit ménager ; la Pharmacie est une grave et
sévère matrone, et, comme à une vierge folle, vous lui faites
jeter son bonnet par-dessus les moulins ; par vos procédés,
vous amenez le mercantilisme, vous abaissez le niveau moral
de la profession. Ces reproches qu'il nous semble entendre et
que nous avons déjà refutés nous sont sensibles, mais en vérité sont-ils bien fondés ? Est-ce que le pharmacien n'aura pas
toujours ses études et son diplôme qui détermineront nette-
ment sa place dans la société ? Est-ce qu'une certaine somme
de bien-être, due sans contredit à ses travaux, à sa vie d'esclavage, et à la lourde et écrasante responsabilité qu'il ne peut
éviter, ne lui permettra pas au contraire, en le débarrassant
des préoccupations matérielles, de se livrer à l'étude avec
plus de facilités et de contentement, et avec des aides devenus
plus nombreux ? Le jour où la position du pharmacien sera
dans une juste mesure améliorée, ce jour-là, logiquement, la
concurrence des prix aura moins sa raison d'être, la spécialité
sera enrayée dans son développement, et aux rapports trop
souvent tendus entre pharmaciens d'une même ville succéde-
ront une harmonie et une entente profitables aux intérêts bien
compris de chacun. Conséquemment, ce qui peut d'abord pa-

raître paradoxal, loin d'abaisser le pharmacien, nous l'élevons.

Qu'on laisse au contraire se continuer l'état actuel, et l'on peut entrevoir la pharmacie continuant de suivre cette voie de déclin, où elle est depuis longtemps engagée, et s'amoindrissant de plus en plus; le pharmacien, auquel, dès à présent, les élèves font défaut, se débat péniblement au milieu de mille soins secondaires, et, dans quelque vingt ans, parodiant *maître Jacques*, il pourra lui aussi dire à ses clients : « *Est-ce au cocher ou au cuisinier que monsieur s'adresse?* » autrement dit, est-ce à l'homme de peine ou au pharmacien [1] ?

A considérer les choses froidement, quelle si grande innovation, après tout, essayons-nous de faire prévaloir? Le pharmacien vend du Malaga à ses clients, il leur vendra du Bordeaux ou du Mâcon ; il leur vend un élixir de table, le Garus, il leur vendra toutes les liqueurs. Ces produits même, si on le veut, n'entreront pas chez lui, sauf comme échantillons ; d'un trait de plume, il les fera expédier directement par la maison mère de Paris.

Le vin, l'huile d'olives, le vinaigre sont employés dans nos laboratoires, et sont les excipients des médicaments les plus usuels ; nous devons les avoir dans un état particulier de pureté. Tout serait-il perdu parce que nous offririons ces produits au public avec des garanties qui sauvegarderaient ses intérêts et sa santé ?

Nous détaillons tous les jours de l'eau de Botot, de l'eau de Cologne, des poudres dentifrices. Nous livrerions les mêmes produits spécialisés, augmentés de nombre et revêtus d'une marque destinée à en faciliter la vente, et ainsi du reste.

Ce raisonnement ne paraît-il pas assez sérieux ou convaincant; alors, nous dirons, sans craindre de préciser : le pharma-

---

1. Aujourd'hui les trois quarts des pharmaciens n'ont pas d'élèves. Or, l'exercice de la pharmacie dans cette condition est le pire des esclavages qu'on puisse s'imaginer à notre époque. Un pharmacien dans cette position, indépendamment de la perte de sa liberté, n'a ni le loisir, ni la tendance de s'occuper des travaux scientifiques. Il y a intérêt général à faire cesser cet état de choses. (Dorvault).

cien, trente fois par jour, est fastidieusement dérangé, pour dé-
livrer chaque fois dix centimes, cinq centimes même d'un produit de pharmacie, et, sous ce rapport, nous descendons à un
détail, auquel se refuse aujourd'hui le commerce le plus vul-
gaire. Pour cinq centimes de cérat, le public a droit dans la
généralité des officines :

1° Au médicament ;

2° A une boîte en bois pour le contenir ;

3° A une seconde enveloppe extérieure au papier ;

4° A la narration souvent fort longue et fort détaillée de ses
infirmités ;

5° A un mot bien forcé de consultation de notre part ;

6° A être respectueusement reconduit jusqu'au seuil de
l'officine.

Notre considération, si grande dame qu'elle puisse être,
souffrirait-elle donc bien davantage, parce qu'avec un bénéfice au moins appréciable nous livrerions de la main à la main
un produit alimentaire spécialisé, revêtu d'un caractère presque scientifique, et déposé en dehors de la pharmacie dans un
local destiné à cet effet ?

Enfin, ne persuadons-nous personne, et, en paysan du Da-
nube, nous faut-il tout dire ? Eh bien ! nous pensons qu'il y
aurait pour le pharmacien plus de mérite vrai, plus de satisfaction intime à vendre ces produits, qu'à être, comme nous le
sommes trop souvent et malgré nous, les intermédiaires in-
téressés de plus d'une révalescière.

Passons aux questions de chiffres.

Le capital de la société, fixé approximativement à douze millions, serait-il facile à réaliser dans le corps pharmaceutique ?
Il exigerait par tête une souscription moyenne de deux mille
francs. En espaçant les versements, et surtout en assurant aux
sociétaires fondateurs une remise spéciale et exceptionnelle
sur leurs achats, il ne nous paraît pas impossible de voir cette
souscription couverte.

Ces douze millions réalisés, quel chiffre d'affaires nouveau procureraient-ils à la pharmacie ? Une vaste carrière s'ouvre ici à toutes les hypothèses, et il serait imprudent et aventureux de vouloir rien préciser. Tout dépendrait naturellement de la direction donnée à l'entreprise et du plus ou moins d'initiative des sociétaires. Toutefois, d'après certains calculs éventuels auxquels nous nous sommes livré, nous ne serions pas éloigné de croire que chaque pharmacien trouverait en moyenne, avec le capital précité, complété après quelques années par l'émission d'un certain nombre d'obligations, la possibilité d'un bénéfice annuel supplémentaire de trois à quatre mille francs; et cela, sans augmentation sensible de ses frais généraux. Il est vrai qu'il aurait besoin, pour ses nouveaux achats et pour ses crédits, d'une mise de fonds plus considérable que par le passé, mais cette mise serait en rapport avec l'importance de chaque maison, et, vu l'état naissant de la société, ne s'imposerait pas trop lourdement dès le début. Du reste, nous ne possédons pas encore le secret de faire quelque chose avec rien, et d'augmenter les recettes d'une maison de commerce sans en élever aussi le capital.

On nous reprochera sans doute de fixer à trente jours seulement les règlements de la société. Cette mesure est indispensable, si l'on ne veut porter trop haut et à un point irréalisable le capital social qui a déjà pu paraître exagéré.

Ce capital, fixé à douze millions, semblera peut-être quelque peu fantastique à bon nombre de pharmaciens, et à l'idée de sa réalisation, ils ne pourront s'empêcher de sourire d'incrédulité. Disons-le, pour rassurer toutes les timidités, ce chiffre n'est ni absolu, ni immuable. Nous l'avons établi, pour poser de suite notre société sur de larges bases, et pour permettre d'opérer une sorte de révolution pharmaceutique. Il est même pour nous hors de doute que cinquante pharmaciens d'un département, réunissant en commun leurs efforts, pourront, quand ils le voudront, tenter l'entreprise. Que leur faut-il pour cela? Un titre qui en impose au public et qui soit à lui seul un programme, des étiquettes, des circulaires à distribuer à la clientèle, et de bons produits. Ce qu'ils ne pourraient d'abord fabriquer eux-mêmes, ils le demanderaient à des commerçants de premier ordre. Leurs bénéfices seraient moindres, mais aussi la mise de fonds serait bien moins considérable. Cependant, une forte organisation, et l'unité pour toute la France, seraient bien préférables.

On peut remarquer que, dans l'énumération des produits à spécialiser, nous plaçons en dernier lieu la parfumerie, bien qu'elle semble tout d'abord se rapprocher le plus de la pharmacie. Nous-mêmes, étudiant déjà ces questions en 1857, nous indiquions la parfumerie comme devant être le point de départ de notre transformation commerciale. C'était là un pas de clerc, ou, du moins, nous n'indiquions pas assez les écueils.

Avant tout, les produits de parfumerie ont une importance bien secondaire, si on les compare aux produits d'alimentation, et le chiffre de rendement auquel on arrive des deux côtés ne peut un seul instant être comparé. En plus, pour s'acclimater chez nous, la parfumerie rencontre au début divers obstacles. Elle a besoin pour vivre d'une exagération de langage qui sied mal à la pharmacie, et elle trouve tout d'abord chez nous-mêmes des concurrents. Il n'est guère de pharmaciens, en effet, n'ayant pas spécialisé dans leurs officines, qui un vinaigre, qui un dentifrice ou une eau de toilette, etc., etc. Si sympathique qu'il puisse être à une société établie pour lui venir en aide, peut-on supposer que le pharmacien ne cherchera pas à écouler et à propager de préférence ses propres produits?

A un autre point de vue, en parfumerie, le pharmacien peut craindre, en cas d'insuccès, de voir ses approvisionnements perdus, et ce sera là pour lui une cause d'abstention; ou bien, il attendra, pour venir vers la société, le résultat éclatant d'un succès incontesté, et, chacun raisonnant de même de son côté, tout viendra échouer devant l'inertie.

Il n'en est pas ainsi avec les produits alimentaires, car il est lui-même consommateur de ces produits, et si nous fixons sa consommation personnelle à cinq ou six cents francs par année, nous sommes assurément bien au-dessous de la vérité. Que l'on adjoigne au pharmacien sa famille, quelques amis, et l'on arrive, au plus bas et sans efforts, à un chiffre de deux à trois mille francs. Que l'on multiplie cette somme par le nombre des pharmaciens, soit six mille, et voilà une société qui, en quelque sorte avant d'ouvrir, est forcément assurée de douze ou de dix-huit millions d'affaires, rien que par la consommation de ses correspondants. Il est inutile de prouver que le pharmacien, pour ses besoins personnels, est forcément entraîné vers elle, car, sans parler de la qualité exceptionnelle de ses produits, elle lui fait des remises qu'il ne pourrait espérer autre part.

Il est loin d'en être ainsi de la parfumerie, et pour ces diverses considérations, sans l'exclure, nous la reléguons au troisième rang.

Une société établie sur les bases que nous venons de poser, et ayant ainsi pour but de concilier les intérêts du public et ceux du pharmacien, est-elle possible et viable ? Il ne nous appartient pas de le dire. Elle aurait naturellement à subir les lois communes à tous les établissements. Elle devrait s'attendre à d'humbles débuts, s'accroître progressivement, et n'arriver que plus tard à son apogée. Elle aurait d'abord pour elle les gens de bon sens et qui raisonnent ; le troupeau de Panurge viendrait plus tard. Ce qui se détache clairement dès aujourd'hui, c'est l'énorme consommation de la plupart des articles que nous avons indiqués. Le vin, les spiritueux, le café, le chocolat, l'huile d'olives, etc., ce sont là des produits qui ont leur entrée quotidienne dans toutes les demeures.

Prenons un seul de ces produits, le vin, par exemple. Il se consomme, en moyenne, dans les trois quarts environ de la France, un demi-litre de vin par tête et par jour. Que l'on suppose une ville de dix mille habitants, avec une égale population suburbaine. Cette ville consommera par an, trente-six mille hectolitres de vin. Mettons en moyenne le prix de l'hectolitre à cinquante francs. Le chiffre de vente pour ce seul article et pour cette population s'élèvera à un million huit cent mille francs. Admettons que cette ville soit desservie par quatre pharmaciens, et qu'avec le temps, et par suite de leurs rapports établis, et de l'influence et du développement de la société, ils arrivent à enlever au commerce ordinaire le vingtième de la vente totale. Ce vingtième sera de quatre-vingt-dix mille francs. La remise étant supposée de quinze pour cent, chaque pharmacien bénéficierait pour ce seul article de plus de trois mille francs.

Il y a donc là, au point de vue commercial, si nous le voulons, un vaste champ ouvert à notre activité, et ce champ est d'autant plus vaste que cette société, par la suite, avec des capitaux plus puissants, trouverait des débouchés considérables à l'étranger, où elle deviendrait le type le plus pur et le plus accrédité du commerce Français.

Dans une telle société, nous bénéficierions à double titre, d'abord, comme intermédiaires entre le public et la société, ensuite, comme sociétaires participants. Ce serait, en d'autres termes, une véritable société coopérative.

On ne peut le méconnaître, commercialement parlant, le pharmacien occupe un rang bien secondaire, au milieu de tout le commerce et de toute l'industrie qui l'entourent. Aussi seul, borné à ses propres ressources et à sa seule initiative, peut-il bien peu pour changer la position qui lui est faite. Mais, s'il est presque impuissant par lui-même, par la force coopérative il peut tout.

Il faut parcourir l'histoire des sociétés coopératives et remonter à leur origine, pour voir ce qu'a pu faire, dans la période d'enfantement, l'union de quelques hommes secondée par une virile volonté.

En 1844, à Rochdale, Angleterre, vingt pauvres tisserands, vivement émus de leur état de détresse à chacun et de l'inanité de leurs efforts isolés, se réunissent, se concertent, et arrivent bien péniblement, penny par penny, à réunir une somme de 350 francs. Ils fondent alors une société de consommation. « D'abord, dit M. Pelletier, auquel nous empruntons ces détails, on rit de ces pauvres diables d'affamés ; puis on vit avec étonnement le vêtement chaud remplacer les guenilles, le souci s'effacer des traits de la ménagère, le père et la mère de famille aller le dimanche au temple suivis de cette longue file d'enfants qui rend si fier tout bon Anglais, non plus hâves et souffreteux, mais bien en chair ma foi, frais et propres, tous décemment vêtus et la Bible sous le bras. » La concurrence, aigrie de leur succès, cherche alors à leur tendre des embûches, et leur intente des actions judiciaires. La société naissante surmonte tous les obstacles. « Aujourd'hui, la société coopérative des *Equitables pionniers* de Rochdale vend annuellement pour un million de pain ; elle a ses moulins, ses boulangeries, ses manufactures, seize magasins, une bibliothèque, des journaux ; elle a organisé l'enseignement gratuit et professionnel pour les enfants, des lectures publiques, son nom est honoré dans toute l'Angleterre, et sa signature vaut dans le monde entier celle des plus solides maisons de négoce. En 1864, le capital social s'élevait à 1 million 400,000 fs. et le chiffre des opérations à six millions 500,000 francs. Le nombre des associés dépassait 4,000. »

Et voilà la force qui s'offre à nous, si nous savons l'utiliser, la force coopérative, un levier, dont toute la puissance n'a pas encore été suffisamment appréciée.

Sommes-nous donc si en dehors du possible et de la raison, en fixant notre souscription à 12 millions, et tout bien considéré, cette somme, demandée aux six mille pharmaciens Français, n'est-elle pas moindre, en réalité, que les 350 francs des pionniers de Rochdale ?

L'extension de la partie commerciale de la pharmacie, telle que nous la comprenons, non-seulement apporterait des avantages sérieux et une activité nouvelle aux pharmaciens, mais elle serait en même temps pour eux sur le commerce ordinaire une revanche bien légitime et jusqu'à ce jour vainement attendue.

A ce point de vue quelles revendications et quelles représailles n'avons-nous pas à exercer.! [1]

Le commerce, tous les jours, empiète sur le domaine que notre diplôme avait promis de nous réserver, et la plupart de nos produits sont plus ou moins clandestinement vendus. L'épicier, l'herboriste, le confiseur, et bien d'autres, multiplient leurs larcins. La parfumerie va plus loin et a des audaces peu communes, et, c'est le cœur léger, et pour le plus grand bien sans doute de nos *Gommeux* décrépits et de nos *Célimènes* sur le retour, qu'elle emploie chaque jour non pas seulement le quinquina, le tannin, le sous-nitrate de bismuth, les sels de plomb, mais encore l'azotate d'argent, l'arsenic, le sublimé corrosif, c'est-à-dire des substances toxiques s'il en fut, que la loi nous oblige à tenir sous clef,

---

1. Au moment de faire mettre sous presse cette brochure, nous lisons dans les journaux de la Seine-Inférieure le texte d'une pétition adressée à l'Assemblée législative par la chambre syndicale des épiciers de Rouen. L'épicerie Rouennaise, avec un sans-gêne assez mal dissimulé, y demande simplement la facilité pour tout épicier de pouvoir joindre à son commerce les spécialités pharmaceutiques et généralement tout ce que le pharmacien ne prépare pas lui-même ; et comme elle ne va pas de main morte et qu'elle a bon appétit, elle a soin de rappeler que l'article 5 de la déclaration du roi du 25 avril 1777 permettait aux épiciers de vendre de la manne, du séné, de la rhubarbe, des bois et des racines.

Puissent les pharmaciens lire et méditer avec tous ses considérants cette pétition, et nous espérons qu'après lecture, nos adversaires de la veille seront dans les idées que nous défendons des alliés du lendemain.

Si une pétition aussi outrecuidante devait être écoutée en haut lieu, il n'y aurait plus à réédifier l'école de pharmacie, comme on va le faire prochainement, mais simplement à en fermer les portes.

et que nous n'employons nous-mêmes qu'avec les soins les plus circonspects.

D'un autre côté, la pharmacie cherche, invente, découvre ; elle tourmente les trois règnes, pour en faire sortir des découvertes utiles, ou salutaires pour l'humanité, et aussitôt l'industrie et le commerce s'en emparent et les exploitent à leur profit. Nous mettons ainsi la nappe d'un festin, auquel viennent ironiquement s'asseoir d'autres convives ; nous tirons les marrons du feu,

*Et cependant Bertrand les croque.*

Aussi qu'arrive-t-il ? Le commerçant et l'industriel rient sous cape de notre peu d'importance commerciale qu'ils cherchent encore à amoindrir, et l'épicier, notre voisin, que nous regardons de notre hauteur, se retire, presque à quarante ans, sa tirelire pleine, alors que le pharmacien en est encore trop souvent à rêver la découverte de quelque nouveau Dictame, qui, à ses qualités toutes puissantes pour le malade, puisse joindre celle non moins précieuse d'enrichir son auteur.

Bienveillant confrère, qui avez peut-être suivi patiemment jusqu'ici le cours de ces idées, permettez-nous, en terminant, non pas tant de solliciter votre indulgence pour une si faible ébauche, que de vous faire remarquer une des qualités de la société dont nous avons cherché à tracer le plan. Cette qualité, que des adversaires eux-mêmes ne pourraient nous refuser, c'est de ne pas exister et de n'être qu'une fiction. Ici, pas de gérant famélique ou ambitieux, qui cherche à faire miroiter aux yeux d'un grand nombre les intérêts professionnels, pour satisfaire plus tard ses appétits financiers. Cette société est toute platonique, et vînt-elle demain à se fonder, nous n'y réclamerons pas le plus maigre emploi. Aussi, son titre est-il mal choisi, ses statuts imparfaits, son ensemble défectueux, ne craignez pas de les modifier à votre guise, et même de renverser le fragile édifice ; la critique nous sera légère.

Ce que nous avons voulu, on doit le comprendre, c'est bien moins jeter les bases d'une société, qu'essayer de sortir une fois de l'ornière gouvernementale, et rechercher, si par notre volonté, par notre union et par nos seuls efforts, il ne serait pas possible d'opérer une réforme profitable à la profession [1].

L'extension de la partie commerciale de la pharmacie n'est pas une question née d'un caprice ou d'une incident, ou bien des loisirs plus ou moins fantasques d'un pharmacien. Cette question peut encore aujourd'hui être discutée avec une saine

1. Cette brochure ayant été écrite bien avant le décret du 14 juillet 1875 nous n'avions pas, conséquemment, à examiner ce décret et à en tirer des conclusions pour l'avenir de la pharmacie. Aujourd'hui qu'il a paru, il ne peut modifier que bien peu sensiblement nos idées.

Si les bruits vagues qui arrivent jusqu'à nous ne sont pas inexacts, dans de hautes régions, on espère beaucoup pour l'avenir de la pharmacie de la nouvelle réglementation des études des pharmaciens de seconde classe. En rendant ces études plus coûteuses et plus difficiles, on espère que le nombre des élèves ira s'amoindrissant et qu'il en adviendra naturellement une limitation forcée des pharmacies. A un certain point de vue, nous devons applaudir à ces mesures, et, d'un autre côté, nous nous réjouissons fort à l'idée des douceurs de la terre promise à laquelle arriveront un jour les arrière-petits-fils de nos descendants. Mais néanmoins, nous pensons que la génération actuelle des pharmaciens, en servant d'époque de transition, ne doit pas être entièrement sacrifiée et servir uniquement de bouc émissaire. En l'absence de toute protection, il lui appartient, par toutes les voies légales et possibles, de se protéger elle-même.

Le rehaussement des études mis de côté, le décret du 14 juillet 1875 nous paraît être une exécution arbitraire envers les pharmaciens actuellement en exercice. A la limitation légale, inconstitutionnelle bien plus en apparence qu'en réalité, elle substitue, par des voies détournées, une limitation violente, et en vue seulement des générations à venir. Une telle mesure est-elle équitable, et depuis quand sacrifie-t-on la mère pour sauver un enfant à naître ? d'un autre côté, sous le rapport des élèves, ce nouveau décret en les rendant de plus en plus rares, place le pharmacien dans une position insoutenable. Il ne s'agit plus, en effet, d'une vie d'esclavage imposée par les devoirs professionnels, c'est le régime cellulaire décrété contre plus des trois quarts des pharmaciens Français. Si cela n'est pas, alors c'est la santé publique abandonnée à des aides grossiers et à toutes leurs impérities. Aussi ce décret, comme toutes les mesures trop radicales, court-il le risque d'être rapporté, ou du moins modifié. C'est ce qui arriva en 1840. On exigea alors des pharmaciens de seconde classe le diplôme de bachelier ès-lettres. Deux ans n'étaient pas écoulés qu'on revenait aux anciens errements. Les pharmaciens, même ceux de l'avenir, doivent donc compter plus sur eux-mêmes que sur un simple décret facilement révocable, et dont les résultats, en tout cas, trop chèrement acquis, sont encore d'une lointaine réalisation.

maturité; demain, c'est-à-dire avant quinze ans, elle s'imposera d'elle-même pressante et impérieuse aux pharmaciens, parce qu'elle est la seule solution qu'ils puissent raisonnablement trouver. S'il doit en être ainsi, n'y aurait-il pas dès maintenant quelque sagesse à l'étudier et à la diriger convenablement, en adoucissant autant que possible l'amertume du calice? Le premier mouvement et un amour-propre assez naturel disent non; la prudence et la réflexion semblent devoir dire le contraire.

L'extension de la partie commerciale de la pharmacie, en principe, est acceptée volontiers par les pharmaciens, et des sociétés de pharmacie l'ont mise à leur ordre du jour. Mais, jusqu'à présent, cette idée n'a guère fait de chemin. On se borne à exprimer des généralités, on s'arrête pour ainsi dire aux contours de la question, et on n'ose pas y entrer. On comprend bien qu'il y a là une planche de salut, mais on hésite à s'en emparer. On voudrait la fin et on ne veut pas les moyens. Ces hésitations sont faciles à comprendre, car il y a là une pente qui peut devenir dangereuse et sur laquelle on doit craindre de trop se laisser glisser. Mais il faudrait pourtant s'armer de logique, rejeter l'idée, ou en tirer courageusement des conséquences et des applications réellement profitables.

Ce que nous avons voulu, quant à nous, c'est quitter les généralités, c'est donner à l'idée une forme tangible, c'est enfin avec plus de bonne volonté que de force prendre résolument le taureau par les cornes et essayer de trancher ce nœud gordien.

Puissent bon nombre de pharmaciens, quittant le rêve et l'utopie, nous suivre sur ce terrain pratique, car du choc des idées, de la controverse même, peuvent sortir des conceptions nouvelles et, par suite, un avenir plus prospère pour la pharmacie.

On a détaillé depuis longtemps avec complaisance quelle

serait dans une pharmacie normale et régénérée, et sous l'égide d'une législation protectrice, la position du pharmacien[1]. On a rangé autour de lui par la pensée un personnel nombreux et instruit, un proviseur, plusieurs classes d'élèves, des manipulateurs, etc., etc. On a fait en peinture de chaque pharmacie une sorte de temple d'Esculape richement orné, où brûlerait un pur encens, et dont chaque pharmacien serait pour ainsi dire le grand-prêtre. Ce sont là de généreuses aspirations, et que Dieu nous garde de vouloir blâmer ; mais il serait temps néanmoins d'y renoncer, et de quitter le royaume des chimères pour envisager froidement la réalité.

A cette réalité opposons désormais des remèdes réels, et non pas des espérances basées sur des hypothèses irréalisables, ou des tableaux hyperboliques, dont l'imagination seule a fait tous les frais.

Ce que le droit, la justice, et nos vaines sollicitations n'ont pu obtenir du pouvoir, demandons-le hardiment et avec entente à notre seule initiative, car il est des réformes indépendantes des lois et des gouvernements, et qui dès demain même peuvent être mises en pratique.

Les produits alimentaires largement compris et exploités de même, voilà, non pas dans des régions éthérées, mais dans une sphère modeste et facilement accessible la source féconde et assurée où nous pouvons encore puiser ! Le commerce honorablement exercé, et approprié d'une manière spéciale à la pharmacie, c'est-à-dire en lui assignant certaines limites, et en sachant surtout lui imprimer un cachet spécial d'utilité publique en rapport avec les connaissances du pharmacien, tel est le port de refuge qui nous est encore ouvert.

Ces moyens paraîtront extrêmes sans doute, mais dans l'état actuel, et en dehors de la réorganisation légale, ils sont

---

1. Voir dans l'*Officine* le plan d'une pharmacie normale par M. Vée, père.

les seuls, selon nous, qui puissent d'une manière positive donner une satisfaction immédiate aux intérêts de la profession, et il sera plus facile de les blâmer, et de les repousser avec dédain, que d'en trouver d'autres aussi efficaces.

Évreux, Juin, 1874.

Nous écrivions ces lignes, à quelques additions près, vers le milieu de l'année 1874, lorsqu'à sa séance annuelle du mois d'août de la même année, la *Pharmacie Centrale* abordant les mêmes questions, vint arrêter brusquement l'expansion de nos idées. Elle ne faisait, il est vrai, par l'organe de son rapporteur, que reproduire les idées générales que nous exposions nous-même en 1857. Mais, comme elle se tenait encore sur un terrain vague, et qu'elle n'était qu'aux préliminaires, nous crûmes un instant que pour l'application d'idées communes elle allait peut-être se servir des mêmes voies que nous venons précédemment d'indiquer. A quoi bon alors venir uniquement exposer la théorie d'une réforme que la *Pharmacie Centrale* allait mettre en pratique ? Entre l'idée et son exécution, il y a souvent un abîme. M. Dorvault franchissant l'intervalle, nous n'avions plus, en nous taisant, qu'à former des vœux pour le succès.

On ne peut, en effet, se le dissimuler, la *Pharmacie Centrale* dispose de moyens d'action incontestables. Le groupe nombreux d'actionnaires qui l'entoure, ses capitaux, son usine de Saint-Denis, sa forme semi-coopérative, tout semblait en cette matière lui assurer une sorte de suprématie, et peut-être était-elle en effet, et est-elle encore dans les meilleures conditions, pour résoudre le problème d'une manière pratique.

Nous attendions donc avec une légitime impatience la formule exacte et précise de ses idées.

Son journal et ses circulaires nous ont aujourd'hui suffisamment renseigné, et chacun connaît comme nous son initiative commerciale, à laquelle nous souhaitons le meilleur succès.

Elle diffère d'une manière bien tranchée des moyens par nous indiqués.

Sommes-nous allé au delà du but à atteindre ? M. Dorvault est-il resté en deçà ? Lequel a le plus fidèlement interprété ces paroles du maître : « Pourquoi les pharmaciens ne demandent-ils pas au commerce largement entendu et exercé la juste rémunération qu'un commerce restreint et timide leur refuse ? » De quel côté se trouve le commencement méthodique de notre transformation commerciale ? Enfin, quelle est celle des deux voies à suivre pour opérer une réforme réellement appréciable et salutaire pour la pharmacie ? Nous n'avons pas ici à préjuger ces questions, dont nous laissons au lecteur seul l'appréciation.

N'ayant en vue que le bien général, tenant compte des difficultés, reconnaissant de bonne grâce qu'il est plus facile de jeter quelques idées sur le papier que de leur donner une sanction pratique, ennemi surtout de toute critique désobligeante ou acrimonieuse, nous pensons simplement que sur ce terrain nouveau toutes les opinions ont droit de se montrer, et, comme il y a là le germe d'une question vitale pour la pharmacie, nous estimons qu'il nous est encore permis, même après les essais de la *Pharmacie Centrale*, de reproduire avec quelques développements des idées abordées par nous, il y a vingt ans, en leur apportant les modifications que le temps et la réflexion ont pu nous suggérer. M. Dorvault lui-même, invoquant publiquement, comme il le fait, les intérêts généraux de la pharmacie, et dévoué à ses intérêts, ne peut qu'encourager les discussions à se produire, afin de diriger les moyens dont il dispose vers le mieux des aspirations et du bien-être de la profession.

Évreux, juin, 1877.